DU GALVANISME MÉDICAL.

CONSEILS AUX MALADES

SUR

L'EMPLOI DU GALVANISME

ET SON EFFICACITÉ

Dans le Traitement des Maladies nerveuses ou chroniques,

PARALYSIE, RHUMATISMES, GOUTTE, ASTHME,
NÉVRALGIES, GASTRALGIES, DIGESTION DIFFICILE, AFFECTIONS DE LA MOELLE ÉPINIÈRE,
FAIBLESSE DES MEMBRES, ATONIE DU SYSTÈME NERVEUX, ETC., ETC.,

PAR LA MÉTHODE SPÉCIALE

DE

H. DE LACY,

DES UNIVERSITÉS D'OXFORD ET DE LONDRES.

PRIX : 1 FRANC 50 CENTIMES.

PARIS

CHEZ L'AUTEUR,
Rue Neuve-des-Petits-Champs, 97.

CHEZ CHARPENTIER, LIBRAIRE,
tional, galerie d'Orléans, 16.

1843

DU GALVANISME MÉDICAL.

CONSEILS AUX MALADES

SUR

L'EMPLOI DU GALVANISME

ET SON EFFICACITÉ

Dans le Traitement des Maladies nerveuses ou chroniques,

PARALYSIE, RHUMATISMES, GOUTTE, ASTHME,
NÉVRALGIES, GASTRALGIES, DIGESTION DIFFICILE, AFFECTIONS DE LA MOELLE ÉPINIÈRE,
FAIBLESSE DES MEMBRES, ATONIE DU SYSTÈME NERVEUX, ETC., ETC.,

PAR LA MÉTHODE SPÉCIALE

DE

H. DE LACY,

DES UNIVERSITÉS D'OXFORD ET DE LONDRES.

PRIX : 1 FRANC 50 CENTIMES.

PARIS

CHEZ L'AUTEUR,
Rue Neuve-des-Petits-Champs, 97.

CHEZ CHARPENTIER, LIBRAIRE,
Palais-National, galerie d'Orléans, 10.

1849

INTRODUCTION.

IDENTITÉ DE NATURE ET D'ACTION DU FLUIDE GALVANIQUE
ET DU FLUIDE NERVEUX.

Dans la marche suivie par la science pour déterminer la nature de l'influence nerveuse, le premier pas devait avoir évidemment pour objet de constater le rôle du fluide nerveux dans l'économie animale. On sait qu'une nombreuse série d'expériences faites dans cette vue a établi que les fonctions nerveuses proprement dites, indépendamment de la transmission des perceptions sensitives, consistent : — à exciter et mettre en jeu la puissance musculaire ; — à former, par son action sur le sang artériel, les divers fluides sécrétés ; — à promouvoir toutes les fonctions assimilatrices, au moyen desquelles se conserve la structure normale de chaque partie du corps ; — et enfin, à provoquer dans le système sanguin une émanation de calorique destinée à maintenir la température nécessaire à la vitalité animale.

Les fonctions générales du fluide nerveux ainsi définies, on s'est trouvé préparé à rechercher s'il existe dan la nature quelque *autre puissance* apte à exercer les mêmes actions, en la supposant appelée à opérer dans des circonstances semblables, c'est-à-dire, étant appliquée de la même manière et aux mêmes parties, en tant que le principe vital subsiste dans son intégrité.

Or, le galvanisme est précisément cette puissance à laquelle l'expérimentation a invariablement reconnu la propriété de remplir exactement, à la place de l'influence nerveuse suspendue ou supprimée, toutes les fonctions dont nous avons fait l'énumération; en un mot, l'ensemble des faits relatifs au fluide nerveux a mis hors de doute l'identité de nature entre cette puissance et le fluide galvanique; et quelle que soit l'explication donnée à ce phénomène, c'est un fait constant que le galvanisme supplée si complétement à l'action du fluide nerveux, que, sous l'influence de l'un ou de l'autre, les fonctions organiques s'opèrent avec un égal degré de perfection.

Ainsi donc, l'influence nerveuse, au moyen de laquelle toutes les autres puissances de l'organisme animal sont associées et harmonisées, qui les modifie en tant de façons diverses, et qui contribue si largement à mettre les corps animés en communication avec le monde extérieur; l'influence nerveuse, disons-nous, ne saurait, rigoureusement parlant, être considérée comme l'une des puissances vitales de notre être ; elle n'est rien autre qu'un agent à leur usage ; et, en effet, les expériences les plus décisives lui attribuent la faculter d'exister indépendamment du mécanisme de la partie dans laquelle elle réside : elle n'est donc point particulière à ce mécanisme ; et cela devait être, du moment qu'il était constaté que toutes les fonctions accomplies par elles peuvent l'être de même par le galvanisme agissant dans des conditions semblables à celles sous l'empire desquelles agit la puissance nerveuse elle-même (1).

Tels sont les faits qui nous ont suggéré l'idée d'appliquer le galvanisme aux maladies dont le principe est dû à un défaut partiel ou général de la puissance nerveuse ; or, il est évident que la réalisation de cette pensée reposait sur deux conditions également indispensables :

1° La connaissance spéciale et approfondie du mode d'action particulier au fluide nerveux, afin que, cette action bien élucidée et constatée, il devînt possible d'y conformer celle du fluide galvanique, et d'en obtenir

(1) Les faits que nous venons de citer sont acquis à la science moderne par la consécration que leur a donnée la Société Royale de Londres, en une suite de rapports et d'expériences publiée dans le recueil de ses mémoires (*Philosophical Transactions*), ainsi que par les travaux confirmatifs de l'Académie Royale de Médecine de Paris, et l'accord unanime des plus savants médecins et physiologistes contemporains.

les mêmes effets physiologiques en le plaçant dans des conditions identiques d'opération ;

2° L'appropriation d'un mode d'application qui permît de passer de la théorie à la pratique en s'affranchissant des imperfections du mode vulgaire, c'est-à-dire en évitant toute commotion violente et en parvenant à maîtriser l'émission du fluide galvanique, de manière à pouvoir toujours la proportionner à la constitution, ainsi qu'au degré de force physique et de susceptibilité nerveuse du sujet.

Sans la première de ces conditions, sans l'étude physiologique des causes et des effets, la méthode d'application la plus parfaite n'eût été que l'instrument d'une pratique aveugle et inintelligente ; en l'absence de la seconde, nous voulons dire, sans le perfectionnement mécanique des moyens matériels, la science acquise fût demeurée en pure perte. C'est donc à poursuivre concurremment ce double but par des travaux multiples, par de longues et sérieuses études expérimentales, que nous avons spécialement consacré nos efforts dans tout le cours de notre carrière médicale ; et, — qu'il nous soit permis de le dire avec le candide orgueil que peut inspirer la conscience d'un progrès accompli, — les succès remarquables par lesquels ces efforts ont été couronnés sont venus confirmer par une preuve nouvelle l'aptitude réelle du fluide galvanique à remplir les fonctions de la puissance nerveuse.

Les affections dans lesquelles les effets du galvanisme sont particulièrement salutaires composent, avant tout, cette classe nombreuse de maladies (les névroses) qui, par l'irrégularité, la bizarrerie de leurs symptômes, non moins que par leur durée et leur gravité, semblent défier tous les efforts de la médecine; car leur nature intime, aussi bien que les moyens qu'il convient de leur opposer, sont demeurés environnés de l'incertitude la plus complète, jusqu'au moment où les admirables effets du fluide galvanique sur les organes des sens et du mouvement sont venus porter la lumière dans cette profonde obscurité. Nous nous bornerons à citer ici, comme tombant plus spécialement sous l'application de notre méthode particulière d'administrer ce puissant agent thérapeutique, les affections suivantes : — paralysie générale ou partielle; faiblesse, engourdissement des membres; rhumatismes, sciatique, lombago, goutte; engorgements lymphatiques; névralgies; chorée (danse de Saint-Guy); asthme; amaurose; surdité; suppression de la menstruation; perturbation des fonctions digestives; dyspepsie; maladie du foie; affections de la moelle épinière; épuisements nerveux, et généralement toutes les maladies ayant pour cause la débilitation de la puissance nerveuse.

DU GALVANISME MÉDICAL.

I.

*Des causes qui ont fait négliger l'emploi médical
du galvanisme.*

Le sort du galvanisme comme branche des connais-
sances humaines est digne de méditation ; du moins,
les vicissitudes que lui réservait l'opinion ne sauraient
être, pour le public éclairé de nos jours, un mince sujet
d'étonnement. Depuis la fin du siècle dernier (1791),
que le monde savant fut initié à la brillante découverte
du professeur de Bologne, par les mémorables travaux
qui posèrent les fondements de la science à laquelle il
a laissé son nom, les expériences de Galvani furent
subséquemment répétées, dans toute l'Europe, par des
observateurs philosophes d'une incontestable célébrité,
lesquels, dans le vaste champ qui s'ouvrait à leurs recherches, ne se proposaient pour unique objet que de
réfuter ou de confirmer ses surprenantes propositions ;
de plus, n'a-t-on pas vu de temps à autre l'annonce des
cures les plus extraordinaires, constatées par les inves-
tigations les plus scrupuleuses, venir établir victorieusement l'efficacité du galvanisme comme agent thérapeutique ? Et cependant la doctrine médicale n'en a
pas moins, jusqu'à ces derniers temps, semblé le dé-
daigner, regardant en quelque sorte comme au-dessous

d'elle de le reconnaître, à plus forte raison de le proclamer !

Quelle fut la conséquence de ce bizarre délaissement ? Que, le progrès de la science demeurant totalement en dehors de la question, le champ fut dès lors ouvert aux funestes opérations d'imposteurs et de charlatans, guidés par la seule ambition de faire des dupes. Nul autre sujet, en effet, ne semblait devoir offrir une plus vaste carrière au déploiement de leurs ignobles talents, à cause de la faculté qu'il leur laissait d'agir sur les malades d'une manière occulte, sans que ceux-ci pussent se rendre compte de cette puissance mystérieuse, ni comprendre de quelle source pouvait émaner l'agent dont le contact n'était que trop sensible à leurs organes.

Ainsi le mystère même, qui augmentait un instant la valeur de cet agent aux yeux des esprits faibles et crédules, le mystère fut la cause qui ne tarda pas à le plonger dans l'injuste dédain auquel il n'a été que trop longtemps condamné. Comment, au reste, s'en étonner, lorsqu'on songe que ceux dont il était devenu le partage exclusif n'étaient, pour la plupart, que des hommes étrangers à tous les principes, qui seuls pouvaient conduire à un résultat satisfaisant, à moins qu'ils ne fussent favorisés par le hasard !

Et que n'eût-ce pas été, si ce sujet ne fût fortuitement tombé aux mains de quelques hommes d'un savoir indubitable, lesquels ont pu, de loin en loin, livrer à l'admiration de leurs contemporains quelqu'une de ces cures splendides opérées par son emploi ? Néanmoins, ce bienfait eût été perdu pour l'humanité, si les esprits clairvoyants n'avaient fini par se convaincre que les reproches devaient s'adresser, non point au galvanisme, mais à ceux qui s'en étaient emparés en usurpant les attributions de la science : empiriques ignorants, par qui l'action du fluide était appliquée aveuglément aux effets au lieu de l'être à la cause de la maladie, et dont l'impéritie faisait que les résultats de cette action se trouvaient annihilés par un mode d'application imprudent, irrationnel, souvent même contraire ou inopportun.

Les causes qui, jusqu'ici, se sont opposées à un usage plus général du galvanisme, sont d'ailleurs multiples. L'une des principales, toutefois, tient à ce que, en l'absence de notions précises sur sa puissance curative, surtout à l'égard de certaines affections où ses effets singulièrement bienfaisants n'ont été constatés qu'à une époque récente, la plupart des médecins avaient négligé de s'en occuper et d'en faire une branche distincte et spéciale de l'art de guérir : d'où il est résulté que, faute d'avoir déterminé exactement les cas où l'application du galvanisme pouvait être salutaire, quelques-uns l'employèrent sans distinction de nature ni de cause, et par conséquent avec peu de constance dans les effets. Nous avons eu de nombreuses preuves de cette insouciance, ayant rencontré même des médecins qui n'étaient guère plus avancés sous ce rapport que le public lui-même, lequel ne connaît, le plus souvent, du galvanisme, que son nom et sa propriété de procurer des *secousses*, ou bien de provoquer des mouvements musculaires dans les corps déjà privés de vie.

A l'appui de ce motif, puisé dans l'absence d'une distinction judicieuse, et qui a dû nécessairement jeter un grand discrédit sur le galvanisme, ajoutons que la manière universelle de l'appliquer lui a de même, à son tour, porté des coups funestes. La difficulté de maîtriser le fluide galvanique, au point de n'exciter chez les personnes soumises à son influence que des effets proportionnés à leur constitution physique et à leur état nerveux, est demeurée longtemps insurmontable ; longtemps on n'a malheureusement connu que la méthode des *commotions*. Nous disons malheureusement, parce qu'un remède aussi actif, employé dans son intensité dès le commencement d'un traitement, et chez tous les individus, quel que fût leur degré de sensibilité, ne pouvait qu'occasionner dans certains cas de graves désordres, et même faire empirer certaines maladies à la guérison desquelles on l'appliquait.

D'ailleurs, la violence d'un pareil moyen devait éloigner bien des personnes d'en essayer l'emploi, et empêcher beaucoup d'autres de le continuer quand ils l'avaient commencé. De là vient que, même encore aujourd'hui, des personnes qui ont ouï parler de son utilité médicale redoutent les sensations énergiques qui peuvent résulter d'une application inintelligente, tandis que, sous la forme et le mode qui constituent notre méthode particulière d'application, nulle sensation de cette nature, ainsi que nous le ferons voir plus loin, ne saurait absolument être perçue.

Mais l'ignorance des propriétés médicales du galvanisme et l'absence d'un mode convenable d'application ne sont pas encore les seules causes qui aient nui à la propagation de ce moyen curatif : la nouveauté lui a été aussi, à elle seule, un terrible obstacle. On peut en juger par l'exemple de la vaccine. — Pour porter la conviction dans les esprits, que d'efforts n'a-t-on pas faits ! Les savants ont déployé leur éloquence, les médecins leur ascendant, les gouvernements leur autorité, les ministres des autels ce que la religion a de plus persuasif ; et, malgré cette combinaison de moyens, combien ne trouve-t-on pas encore d'incrédules et de récalcitrants !

De ce qui vient d'être dit, il doit ressortir avec évidence, — comme l'ont compris depuis longtemps les penseurs, et comme le comprendra certainement la partie éclairée du public à qui nous nous adressons,— que l'insuffisance des résultats et le désappointement qui en est résulté ont eu leur source, non point dans la nature même du moyen curatif, mais bien plutôt dans l'absence d'un mode convenable d'application, ainsi que d'une étude rationnelle de ses propriétés.

Si les brèves remarques consignées ici pouvaient, en quelque mesure que ce fût, attirer l'attention des lecteurs sur un sujet trop longtemps négligé, l'auteur puise dans son expérience pratique l'intime conviction qu'ils trouveront dans le galvanisme un agent particulièrement apte à la guérison d'une très-nombreuse classe de maladies, qui ne résistent que trop souvent aux efforts de la science médicale ; en un mot, un agent thérapeutique plus fertile que nul autre en résultats heureux.

II.

Action et effets du galvanisme mis en parallèle avec ceux des autres moyens thérapeutiques.

Les aperçus suivants, sur l'efficacité médicale du galvanisme, donneront aux personnes étrangères à ce sujet les moyens de se former une idée juste de ses propriétés et de son utilité curative, relativement surtout à une certaine catégorie d'infirmités humaines, désignées sous le nom d'affections chroniques. Comme il existe, même en ce siècle éclairé, une prévention souvent irréfléchie contre tout remède non conseillé par la pratique ordinaire, nous nous proposons de démontrer que le galvanisme n'est ni un remède empirique ou occulte, ni une vaine et trompeuse panacée, mais bien un intime agent de la nature, jouant dans l'économie animale un des rôles les plus importants, lequel, employé judicieusement comme moyen curatif, est susceptible des effets les plus éminemment avantageux : disons plus, celui-là même que son mode d'action sur l'organisme rend le plus particulièrement propre à en écarter une classe nombreuse de maladies trop souvent hors de la portée de tout autre moyen thérapeutique.

Et afin de lever les obstacles qui, jusqu'ici, se sont opposés à ce que le galvanisme devînt d'une indication plus fréquente dans le traitement de ces maladies, nous

nous faisons un devoir, en raison de notre expérience et de nos travaux spéciaux, d'exposer avec candeur, non-seulement ses propriétés médicales, mais encore son mode convenable d'administration, ses effets immédiats ou consécutifs, son aptitude plus particulière à certaines classes d'affections, et son influence sur les maladies au traitement desquelles nous l'avons employé avec le plus de succès : en un mot, de faire voir que le galvanisme est un remède efficace, commode, exempt de danger ; que ses effets sont *permanents*, et qu'on peut conséquemment y recourir avec une parfaite confiance.

Les propriétés médicales du galvanisme sont *stimulantes, dérivatives, résolutives, désobstructives* ; c'est un excitant naturel des forces vitales, c'est-à-dire des systèmes *nerveux, musculaire, artériel* et *vasculaire* ; il agit *immédiatement* sur le système nerveux, et par là il possède, plus que nul autre agent, la propriété de réveiller la sensibilité nerveuse, à quelque degré de faiblesse qu'elle puisse se trouver réduite ; il excite et régularise la circulation, la chaleur animale, la digestion et les sécrétions, de même que l'action normale de tous les systèmes de l'économie ; il apaise l'irritation morbide des nerfs et des muscles ; et il accroît ainsi les forces physiques, et indirectement les facultés intellectuelles.

Que le galvanisme soit un excitant naturel des forces vitales, c'est ce qui ne saurait faire l'objet d'un doute après les mémorables expériences faites au sein de l'Académie Royale de Londres (*Royal Institution*), qui ont mis en lumière son *identité,* ou tout au moins sa *parfaite analogie* avec la puissance nerveuse. Or, cette qualité le fait différer essentiellement des excitants alcooliques, ou des remèdes tirés du règne minéral ou végétal, dont les effets ne sont souvent que temporaires, et peuvent même, en certains cas, devenir pernicieux et destructifs.

La différence qui existe entre le galvanisme, administré *directement* par le véhicule des nerfs, et les médicaments ordinaires, agissant par la voie de l'absorption, semble avoir été, en général, peu comprise; nous sommes convaincu, néanmoins, qu'il nous suffira de mettre brièvement en parallèle ces deux modes d'actions, pour éclairer, à cet égard, tout esprit impartial et non prévenu.

En effet, le seul rôle d'excitant naturel des forces vitales, inhérent au galvanisme, suffit déjà pour montrer à quel point son caractère diffère de celui des remèdes pharmaceutiques, etc. Le fluide galvanique n'est point un *composé,* mais un principe *simple,* non susceptible d'analyse; son développement est le résultat d'une action *propre;* il est parfaitement dégagé de tout atome matériel et hétérogène, exempt de toute combinaison moléculaire, et son action s'exerce *immédiatement* sur le système nerveux, et *exclusivement* sur les parties soumises à son influence.

Le galvanisme agit jusque sur les organes les plus inaccessibles, par la faculté qui lui est propre de pénétrer la structure intime de tous les tissus, de traverser sans obstacle toutes les parties du corps humain; son

action peut être dirigée et peut s'exercer *directement*
sur un organe distinct ou sur une partie quelconque
du corps, sans occasionner sur le système entier une
excitation correspondante ou sympathique, — et,
comme nous venons de le faire observer, agissant *directement* et *exclusivement* sur les parties soumises à son
influence, il n'a nul besoin de l'aide des organes digestifs, ni des systèmes sanguin et lymphatique.

Cette supériorité distinctive du galvanisme, cette faculté d'agir *localement* sur les organes affectés, même
lorsque leur inertie occasionne le trouble général du
système, est surtout d'une importance inappréciable.
Par exemple, si quelque membre est frappé de paralysie, ou atteint d'une affection rhumatismale, l'action
du galvanisme, limitée, circonscrite, *localisée* dans
cette seule partie affectée, et faisant d'elle le véhicule
unique de son influence, viendra, par son action directe sur les nerfs qui s'y rendent, rétablir l'équilibre
dans la circulation et dans la puissance nerveuse, et
lui restituer par là les facultés nécessaires à l'exercice
de ses fonctions. Qui peut nier que ce ne soit là un précieux résultat obtenu par l'emploi du galvanisme?

Nous pourrions mentionner une foule d'autres
exemples, tendant de même à démontrer que la faculté
de s'appliquer à certains nerfs, à certains muscles,
sans exciter un système qui, souvent, n'est déjà que
trop irrité, entraîne des conséquences du premier
ordre, et doit assurer au galvanisme une *préférence
décidée*, comme remède à la fois local et constitutionnel.

On voit ici, d'après le peu que nous venons d'en dire, par quels caractères spéciaux le galvanisme se recommande comme agent thérapeutique. A ces avantages, déjà si considérables, ajoutons que le galvanisme, comme nous l'appliquons, est un remède qui offre toujours une sécurité complète, et auquel peut recourir le malade le plus pusillanime et le plus impressionable; il n'est contraire à aucune constitution, à aucun tempérament, et peut être administré avec le même succès en toutes saisons, sous toutes les températures, aux personnes des deux sexes, et à tous les âges. Pendant le traitement, il n'oblige pas à se confiner au logis, n'apporte aucun trouble aux occupations habituelles du malade, aucune modification à son régime hygiénique ou alimentaire; en un mot, n'impose aucun assujettissement incommode (1). Loin de là : le grand air, l'exercice, un régime généreux, viennent matériellement en aide à son action curative.

Ajoutons encore que le galvanisme, agissant isolément par des voies qui lui sont propres, ne forme même nul obstacle à l'observation simultanée d'un autre traitement médical quelconque.

D'un autre côté, l'administration des médicaments et des autres remèdes thérapeutiques doués d'une grande énergie, exige plus ou moins une attention particulière à l'égard de ces diverses circonstances, lesquelles viennent souvent en rendre l'application impossible ou intempestive; ils se trouvent fréquemment

______

(1) Le malade n'étant pas même obligé de se déshabiller pendant l'application.

en opposition avec le tempérament du malade, au point de se montrer dénués de toute action, et de n'avoir sur lui aucune prise ; mais, alors même qu'il n'en est point ainsi, toujours n'agissent-ils qu'*indirectement* et *lentement*, attendu qu'ils ne peuvent être portés au siége de l'affection que par la voie de l'absorption et de la circulation.

Dans les cas les plus fréquents, l'effet favorable du galvanisme ne se fait point attendre ; mais son mérite principal dérive de la guérison de ces maladies chroniques, qui sont généralement hors de la portée de la médecine ordinaire ; et nous pouvons dire que ce traitement, par notre méthode d'application, ne nous a jamais fait défaut, quand toutefois la maladie n'était pas liée à une altération organique profonde, et par suite, la constitution du malade épuisée déjà au point d'exclure tout espoir de guérison.

C'est ainsi que nous avons pu élargir le cercle de notre spécialité sans empiéter sur le domaine commun de la pratique médicale, étendant les bienfaits du galvanisme aux infortunés dont les maux ne sauraient être guéris par les moyens habituellement en usage. C'est, en effet, dans les cas les plus graves que le galvanisme nous a souvent donné les meilleurs résultats ; et nous l'avons vu produire des effets identiques, soit sur l'énergie défaillante de la vieillesse, soit sur une débilité innaturelle au jeune âge, soit enfin sur la sénilité prématurée de l'âge mûr.

L'influence galvanique serait d'ailleurs d'une immense valeur, par cela seul qu'elle est comme la pierre de touche de la vitalité, la mesure et le garant du tempérament constitutionnel, et le critérium de la nature et de l'intensité de la maladie ; en un mot, comme pouvant, en quelque sorte, faire l'office d'un indicateur constant de l'état du malade et des progrès de sa guérison.

III.

Effets de notre méthode particulière d'application
du galvanisme.

Des remarques qui précèdent sur la science et la pratique du galvanisme, ressortent les conséquences suivantes :

La prévention existant encore contre son emploi médical n'est fondée que sur l'ignorance de ses propriétés et de sa vertu curative; toutefois, le temps n'est pas éloigné où, l'obscurité qui enveloppait cette science nouvelle venant à être plus complétement dissipée, les clameurs des préjugés se verront réduites au silence aussi victorieusement qu'elles l'ont été à l'égard de la vaccine, de cette autre découverte précieuse qui a eu si longtemps à lutter contre une coalition hostile, ne tendant à rien moins qu'à priver l'humanité de son plus sûr moyen de défense contre les ravages d'un fléau destructeur.

Que le galvanisme ne soit pas seulement un remède efficace, mais aussi un moyen parfaitement exempt de tout danger, c'est un fait qui doit inspirer de la confiance aux malades, et les encourager à recourir à son assistance. La sécurité, l'innocuité de cet agent, résultent d'ailleurs de sa nature même, de son mode particulier d'opération sur le corps humain, non moins que du mode d'application qui nous est propre.

L'appréhension de se soumettre à l'action du galvanisme ne repose donc sur aucun fondement rationnel, du moment que cet agent est administré de la manière convenable. Le lecteur a déjà dû observer que la forme et le mode sous lesquels nous employons le galvanisme diffèrent complétement de la manière dont on l'appliquait autrefois et dont on l'applique même encore aujourd'hui. Les scarifications, les vésicatoires, l'acupuncture au moyen d'aiguilles enfoncées dans les parties que doit traverser le courant galvanique, constituent autant de procédés insensés et barbares, et l'on en peut dire autant de l'usage des *secousses* électriques. Le malade craintif peut se rassurer en acquérant la certitude que notre méthode d'application médicale du galvanisme ne fait jamais éprouver aucune sensation ou *soudaine* ou *pénible;* mais que, bien au contraire, les personnes les plus impressionnables et les plus délicates, de même que de très-jeunes enfants, n'ont éprouvé le plus souvent, par cette application, que des sensations de la nature la plus douce.

Voici, en effet, en quoi consiste notre mode particulier d'application du galvanisme. Notre appareil produit un courant galvanique non interrompu, et qu'il est facile de toujours proportionner aux effets qu'on veut obtenir. Par cette combinaison, la pénétration du fluide galvanique, qui est envoyé dans la direction des nerfs, est d'abord imperceptible ; son intensité est accrue par gradations tout-à-fait insensibles, et la somme de puissance nécessaire pour produire un salutaire effet est invariablement déterminée par la susceptibilité du malade. A quelque degré d'intensité que le remède soit administré, tant que dure cette application, elle n'échappe jamais un seul instant à notre contrôle et à notre volonté : de sorte que, sondant, pour ainsi dire, le terrain par une marche circonspecte, modérée, progressive, nous nous trouvons à portée de constater avec la plus rigoureuse exactitude la sensibilité nerveuse du malade, avant de le soumettre complétement à l'action du remède telle que la réclame son état. Il est aisé de comprendre qu'un pareil mode d'application ne saurait faire éprouver des sensations pénibles, ni donner lieu à aucune conséquence fâcheuse.

Quant aux effets que produit cette application en raison des circonstances diverses dans lesquelles elle a lieu, on peut les résumer ainsi : l'équilibre des systèmes nerveux et sanguin ; un bien-être général, plus de vivacité de corps et d'esprit, une douce et bienfaisante chaleur, la disparition de douleurs, la respiration facilitée, l'appétit excité, la digestion activée, le sommeil rendu paisible et franc, enfin le rétablissement des forces corporelles, et, par suite, le rassérénement des facultés morales.

La durée du traitement galvanique dépend en grande partie de la nature de l'affection et de la période à laquelle elle est parvenue, ainsi que du tempérament et des habitudes du malade. La fréquence des applications se modifie également en raison des circonstances. Une application journalière est nécessaire au début du traitement, jusqu'à la production de quelques effets décisifs; après quoi le galvanisme peut être administré trois ou quatre fois dans le cours d'une semaine, et enfin de temps à autre, si toutefois la nécessité en était reconnue. Un très-petit nombre de séances nous suffisent généralement pour être à portée de préjuger l'espace de temps durant lequel le traitement devra être continué.

Il est arrivé maintes fois, nous devons le déclarer, que des personnes étrangères à la connaissance des vertus curatives du galvanisme et de notre mode particulier d'application, se sont prononcées ouvertement contre l'emploi de ce précieux agent; or, des malades à qui l'on avait déclaré que le galvanisme était ou inapplicable, ou dangereux, ou inutile au traitement de leur maladie, ayant voulu, nonobstant cet avis, faire l'essai de son efficacité, y ont trouvé, à leur grande satisfaction, une guérison qu'ils avaient vainement réclamée de toutes les autres ressources de l'art.

Ceci doit être attribué à ce que le galvanisme, ainsi qu'on l'a déjà vu, a trop souvent été employé par des personnes mal instruites de sa puissance, et surtout ne possédant pas le moyen convenable de l'appliquer. On conçoit qu'en de telles mains, cet agent, loin de produire aucun bon effet, a dû parfois n'amener que des résultats négatifs, qui, en portant atteinte à sa réputation, ont fini par mettre en doute sa vertu curative. La connaissance *pratique* des propriétés du galvanisme est d'une absolue nécessité pour se former une idée correcte de son efficacité ; car on ne saurait nier que, dans l'exercice des différentes branches de la pratique médicale, il n'y ait un certain tact qu'on ne saurait acquérir que par une étude attentive des phénomènes particuliers, par une longue expérience et par une observation minutieuse et constante des résultats généraux de tout mode spécial de traitement.

Comme rien ne tend plus à discréditer un remède que d'en user sans discernement, ce qui équivaut véritablement à l'action d'en abuser, nous nous sommes fait une règle sévère de ne jamais employer le galvanisme que là où son application résulte d'une indication claire et évidente. Dans les cas douteux, où la probabilité du succès est contre le malade, nous l'avertissons qu'il ne doit considérer l'emploi de ce remède que comme une épreuve ; mais dans les cas absolument désespérés, nous nous refusons invariablement à toute tentative que nous savons d'avance ne pouvoir amener aucun résultat.

Nous ne pousserons pas plus loin ces observations, notre but n'étant pas de mettre en lumière les rudiments d'une branche de la philosophie médicale dont l'étude a fait la principale occupation de notre vie, mais seulement d'indiquer aux personnes souffrantes la possibilité de s'affranchir de leurs maux par un moyen qui présente autant de commodité et de sécurité dans son application que de certitude dans ses résultats. Les nombreuses et remarquables guérisons que nous avons obtenues en Angleterre et en France, par notre méthode d'application du galvanisme, nous autorisent à penser que les esprits même les plus sceptiques trouveraient, dans les explications que nous serions heureux d'être appelé à leur fournir, la raison de se convaincre de l'efficacité de ce traitement dans un grand nombre de maladies des plus graves et des plus opiniâtres. C'est donc ici un appel que nous avons voulu faire aux esprits éclairés et exempts de prévention, certain, comme nous le sommes, que la confiance des malades sera notre partage, si cet appel est entendu.

IV.

Dans la vue de prévenir les désirs bien naturels des personnes souffrantes aux mains de qui pourrait parvenir cet écrit, nous croyons devoir le faire suivre de quelques considérations particulières aux diverses affections qui rentrent le plus directement dans le domaine du traitement galvanique. Notre but toutefois n'est autre que d'expliquer le mode d'action (*modus operandi*) et les effets du galvanisme dans ces différents cas, en laissant aux lecteurs le soin d'en tirer eux-mêmes les conséquences. Nous nous abstiendrons donc de tout détail nosologique, nous bornant à présenter ces remarques sous la forme la plus succincte, et en groupant les affections en question d'une manière plus large que rigoureuse, en raison de leurs analogies de nature ou symptomatiques.

Paralysie. — Faiblesse des membres. — Affections de la moelle épinière, etc.

Au premier rang des affections nerveuses se présente naturellement la paralysie; c'est aussi sur elle qu'ont été faits les premiers essais. Cette maladie foudroyante, dans laquelle la mort vient, pour ainsi dire, s'enter sur un corps vivant, et qui trop souvent a résisté même au traitement prescrit par les écoles les plus célèbres, est désormais traitée par le galvanisme avec un remarquable succès.

La cause immédiate de la paralysie est évidente : elle se manifeste lorsque la puissance nerveuse vient à s'amoindrir ou à se retirer de la partie affectée, dont la vitalité se trouve alors ou diminuée ou suspendue, et qui perd ainsi la faculté de s'acquitter des fonctions propres qui lui sont dévolues (1).

Quelle est donc, demandera-t-on, l'action exercée par le galvanisme dans le traitement de cette maladie?

Les expériences dont nous avons fait mention n'ont laissé aucune possibilité de contester au galvanisme la propriété d'exercer une influence *directe* et *spécifique* sur le système nerveux. Nous avons, en effet, montré en lui un agent, sinon identique, au moins parfaitement analogue à la puissance nerveuse : or, cette analogie a pour effet, non-seulement le pouvoir de réveiller l'excitabilité des nerfs à quelque état de faiblesse qu'elle puisse être tombée, mais encore de leur fournir leur *stimulus* propre, c'est-à-dire la puissance qui leur faisait défaut, jusqu'à ce qu'ils se trouvent réintégrés dans leur état normal, en acquérant de nouveau l'énergie nécessaire à l'exercice de leurs fonctions.

Telle est donc la voie par laquelle le remède opère en cette circonstance, et telle est la raison pour laquelle le galvanisme est d'un prix si inestimable pour

---

(1) Les désordres physiologiques qui naissent de la perte ou de l'affaiblissement de la puissance nerveuse, peuvent être partiels ou complets; d'où vient qu'on peut être privé partiellement ou complétement de l'usage des membres. Il en est de même à l'égard des organes de la vue, de l'ouïe, de l'odorat, du goût, u toucher, ainsi que de tous les autres organes corporels.

la guérison de la paralysie, et, en général, des affections qui proviennent d'un défaut de puissance nerveuse.

Tout en proclamant l'efficacité du galvanisme dans
le traitement des cas dont il s'agit, il est juste toutefois
d'observer que, là où la paralysie provient d'une com-
pression ou d'une lésion *structurale* du cerveau ou de la
moelle épinière (telle que le ramollissement, etc., etc.),
il n'y a que peu d'espoir à fonder même sur l'emploi
du galvanisme ; mais il faut noter, par contre, que,
dans les cas de paralysie où il n'y a pas vice organique, mais qui dépendent de quelque désordre dans les
fonctions, l'influence du galvanisme est des plus remarquables, au point de pouvoir fréquemment rendre
à la partie paralysée l'usage de ses facultés en un
très-court espace de temps, même lorsque la paralysie
existe depuis des années, et a, dès longtemps, été
regardée comme incurable. Et, en effet, nous avons
traité un grand nombre de cas de cette nature, qui ont
été, sans exception, ou guéris ou très sensiblement at-
ténués, là où avait échoué un long traitement basé sur
les prescriptions les plus judicieuses, et suivi avec
persévérance sous la direction des plus habiles prati-
ciens.

Les mêmes observations s'appliquent également à la
faiblesse des membres, aux affections de la moelle épinière, etc.

Rhumatismes. — Goutte rhumatismale. — Lombago. — Sciatique. — Névralgies, etc.

Dans le rhumatisme, la goutte rhumatismale, le lombago, etc., de même que dans les autres affections douloureuses des muscles, des nerfs, ou des articulations, on obtiendra les meilleurs effets par le galvanisme, alors que tous autres remèdes auraient été impuissants à procurer la plus faible amélioration.

Nous avons été appelé à traiter un nombre considérable d'affections rhumatismales des plus graves ; et, même dans les cas offrant une douleur intense accompagnée de débilité locale ou générale, nous avons reconnu, dans l'application du galvanisme, des avantages inestimables. De nombreux malades nous ont déclaré qu'avant de se confier à nos soins, ils avaient eu longtemps recours à tous les modes de traitement en usage, médicaments, sangsues, ventouses, bains, vésicatoires, frictions, etc. ; qu'ils avaient été demander du soulagement aux eaux thermales de France et d'Allemagne, et le tout sans en éprouver aucun résultat satisfaisant. Or, une première, une seule application du galvanisme a suffi généralement pour apporter à leur état une amélioration sensible, leur procurer un sommeil tranquille, et la faculté de mouvoir déjà avec moins de douleur le membre ou la partie affectée. Nous pourrions nous dispenser d'ajouter qu'une guérison complète a presque toujours été la conséquence de cette application suffisamment réitérée.

Affections des organes digestifs, dyspepsie, gastralgies, etc.

Celui qui découvrira le moyen de bien digérer
aura découvert le grand secret de la santé.
(Arétée, *De dietâ*, lib. I, sec. 3.)

Les affections des organes de la digestion, considérées par rapport à leur prépondérance quasi-universelle non moins qu'à leurs conséquences éloignées, sont pour l'homme la source de plus de maux que nulle des autres causes de souffrances auxquelles le soumet sa nature physique : aussi doivent-elles être mises au premier rang des sujets qui réclament l'attention du médecin.

Les maux qui découlent des désordres de cette importante fonction ne sont point limités à l'individu; ils s'étendent à sa postérité : car, cette disposition morbide étant héréditaire, et croissant en gravité par le fait de sa transmission, la *dyspepsie* qui affecte une génération se transforme, dans sa descendance, en maladie scrofuleuse, en phthisie, ou en quelque autre affection maligne. De là, le dépérissement et l'extinction des familles, et les innombrables calamités qui accompagnent la dégénérescence de l'espèce. — Quand donc les parents attacheront-ils, sinon plus, du moins autant de prix à léguer à leurs enfants la santé que la richesse et les honneurs?

De nombreuses expériences ont été faites, et avec des résultats invariables, pour expliquer le rôle que peut remplir le galvanisme dans l'acte de la digestion.

Privé d'une partie considérable de sa puissance nerveuse, l'estomac perd la propriété de sécréter le suc

gastrique, il devient incapable d'accomplir ses fonctions, et la faculté digestive cesse de s'exercer. Or, il a
été également constaté que cet office de la puissance
nerveuse, dans la préparation du suc gastrique, peut
être exactement suppléé ou imité, en exposant l'estomac
à l'influence du fluide galvanique, après que la communication du fluide nerveux a été interrompue; et
ceux-là mêmes qui inclinaient d'abord à douter de ce
fait, ont depuis publiquement reconnu, après avoir été
témoins de ces expériences, que l'acte de la digestion,
ainsi opéré à l'aide du galvanisme, est tout aussi par-
fait que le même acte accompli à l'aide de l'influence
nerveuse elle-même (1).

Le lecteur comprendra, sans qu'il nous soit nécessaire de le lui faire remarquer, sur quel principe
repose l'efficacité du galvanisme dans les affections des
voies digestives.

Asthme.

Les fonctions des poumons sont si complétement dans

(1) Observations relative to the functions of digestion. (Philosophical transactions, for 1829.)

Experimental enquiry into the laws of the vital functions; by W. PHILIP
MD. FRS. L et E.

Philosophical transactions, 1815-17-22-27-29.

Journal of the Royal Institution, vol. XI-XII.

Recherches expérimentales sur les fonctions du système nerveux. Ier mémoire : *De l'Influence du système nerveux sur la digestion stomacale*, lu
à la Société philomatique, août 1823. (Extrait des Archives générales de Médecine, 1823.)

Mémoire sur *le mode d'action des nerfs pneumo-gastriques dans la production des phénomènes de la digestion*, par MM. Breschet, D. M. P., chef
des travaux anatomiques de la Faculté de médecine de Paris, etc., et Milne
Edwards, D. M. P., lu à la Société philomatique; février 1825. (Extrait des Archives générales de Médecine, 1825.)

la dépendance de l'influence nerveuse, que, si l'on opère au col d'un animal la section de la huitième paire de nerfs, de manière à interrompre absolument toute communication du fluide nerveux avec les poumons, la conformation des poumons se trouve, en l'espace de quinze à vingt heures, modifiée et altérée au point de ne plus présenter en maint endroit aucun vestige de leur structure naturelle. Or, si l'on dirige un courant galvanique à travers la substance de ces organes dans la direction de leurs nerfs, aussitôt après avoir fait leur section, le galvanisme supplée si parfaitement à l'influence nerveuse à leur égard, que, par son action, leur structure continue à se montrer, sous tous les rapports, aussi saine, aussi parfaite, que si les nerfs étaient demeurés intacts (1).

Il a été constaté que la cause de l'asthme est due, généralement parlant, au manque ou à l'affaiblissement de la puissance nerveuse dans les poumons. Le fait cité ci-dessus explique clairement l'action du galvanisme dans le traitement de cette affection.

Il n'est presque aucune maladie dans laquelle la puissance curative du galvanisme soit plus manifeste que dans l'asthme : les effets qu'il produit dans cette maladie sont des plus surprenants, et l'on pourra s'en

---

(1) On the effects of galvanism in restoring the due action of the lungs. (Philosophical transactions, 1817–22–27.)

Experimental Enquiry into the laws of the vital functions, by W. PHILIP MD. FRS. L et E.

Recherches expérimentales sur les fonctions du système nerveux. (Extrait des Archives générales de médecine. Paris, août 1823.)

Medical and physical Journal. May 1820. Vol. XLIII, pag. 385.

Journal of the Royal Institution. 22th numero, pag. 326-7.

former une idée, lorsque nous dirons que, par notre méthode particulière d'application, quelques minutes, ou même quelques secondes suffisent souvent pour procurer le soulagement que tout autre remède a été impuissant à produire.

Nous avons fait usage du galvanisme pour la guérison d'un grand nombre d'asthmatiques, et nous en avons presque toujours obtenu des résultats uniformes. Le temps que dure cette application, jusqu'au moment où le malade respire librement, varie de quinze à vingt minutes ; et nous avons observé, chez beaucoup de malades qui souffraient depuis dix ou vingt ans de l'oppression de la respiration, que le soulagement ne se faisait pas plus attendre pour eux que dans les cas où l'affection avait une origine plus récente.

La persistance des bons effets du galvanisme dans cette maladie n'est pas moins remarquable : nous n'avons pas vu l'exemple d'un seul cas où le soulagement obtenu n'ait été que temporaire.

Danse de Saint-Guy (Chorée).—*Hystérie.* — *Suppression de la menstruation*, etc.

Les effets du galvanisme à l'égard de ces affections sont très-dignes de remarque : ils ont souvent amené une guérison radicale après qu'on avait vainement essayé, durant plusieurs mois, une grande variété de remèdes de toute nature. D'après notre expérience, nous n'hésitons pas à déclarer que le galvanisme exerce ici une action *décisive*, pour ne pas dire *spécifique*. En un grand nombre de cas, où la santé avait été profondément altérée, et où le corps dépérissait de jour en jour sous l'influence de ces maladies, le galvanisme est venu opérer un changement réellement merveilleux : en un court espace de temps, nous avons vu l'aspect physique du sujet subir, par son action, une complète métamorphose; car les désastreux effets produits sur la santé générale avaient complétement disparu avec la guérison de la maladie.

Débilité générale. — Faiblesse nerveuse, etc., etc.

Dans toutes les maladies qui reconnaissent pour cause l'insuffisance ou l'absence d'énergie nerveuse, les effets du galvanisme sont éminemment bienfaisants; et, d'après ce que nous avons déjà dit, la raison de cette puissante influence est facile à comprendre, attendu que le fluide galvanique, durant tout le temps où le malade est soumis à son action, départit aux nerfs leur stimulant propre. Il en résulte que les nerfs, et consécutivement les parties du corps où ils se rendent, sont ainsi *fortifiés d'une manière* permanente.

H. DE LACY.

Pour les consultations, l'auteur reçoit chez lui, rue Neuve-des-Petits-Champs, 97, tous les jours, de midi à cinq heures.

IMPRIMERIE CENTRALE DE NAPOLÉON CHAIX ET Cie, RUE BERGÈRE, 20.